PRÉCIS HISTORIQUE
ET DESCRIPTIF
SUR LE MÔRISTÂN,
OU
LE GRAND HÔPITAL DES FOUS
DU KAIRE.

LE MORISTAN.

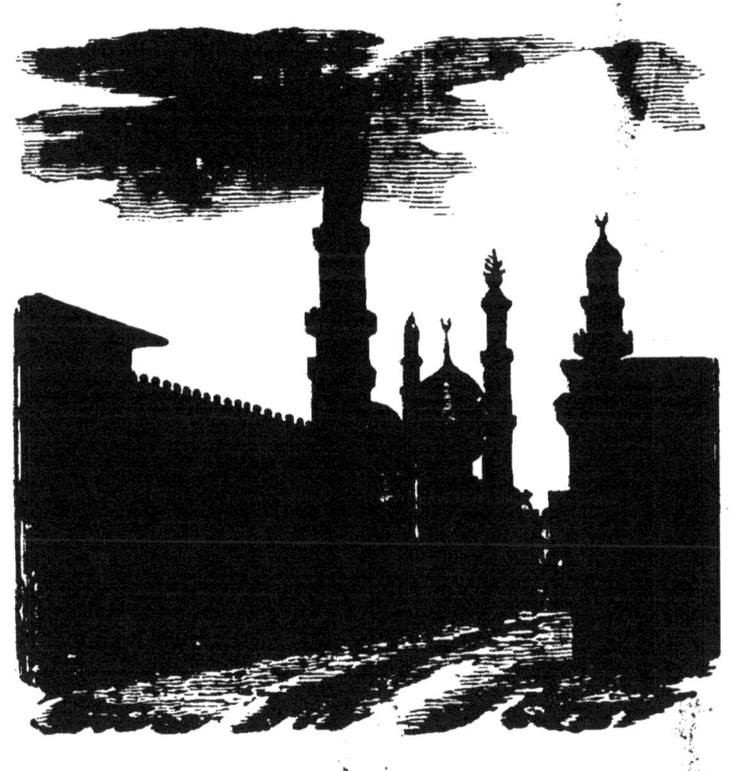

Hôpital des Fous du Kaire, fondé l'an 710 de l'hégire
(1310 de l'ère vulgaire),
par le Sultan êl-Melek-êl-Nâsser Mohammed,
fils de Kalâoun.

PRÉCIS HISTORIQUE
ET DESCRIPTIF
SUR LE MÔRISTÂN,
OU
LE GRAND HÔPITAL DES FOUS
DU KAIRE;

PAR

J.-J. MARCEL,

ORIENTALISTE, CHEVALIER DE L'ORDRE ROYAL DE LA LÉGION-D'HONNEUR, ANCIEN DIRECTEUR-GÉNÉRAL DE L'IMPRIMERIE NATIONALE EN ÉGYPTE ET DE L'IMPRIMERIE IMPÉRIALE A PARIS, ANCIEN PROFESSEUR SUPPLÉANT DES LANGUES ORIENTALES AU COLLÉGE ROYAL DE FRANCE, MEMBRE DE LA COMMISSION DES SCIENCES ET ARTS D'ÉGYPTE, DU CONSEIL DE LA SOCIÉTÉ ASIATIQUE DE PARIS, DE L'ACADÉMIE ROYALE DE CAEN, ETC.

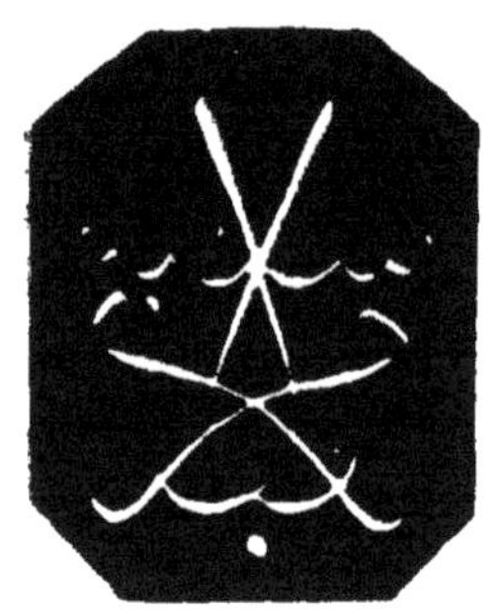

PARIS,
IMPRIMERIE DE FÉLIX LOCQUIN,
RUE NOTRE-DAME-DES-VICTOIRES, N° 16.
1833.

« *Enn âthâr-nâ teâell a'lay-nâ ;*
» *Ou-be-i'mârét a'mâl-nâ yotaa'llemoû Mou-*
» *louk él-dounyâ.* »

« Certes, nos monumens montreront quels
» nous avons été;
» Et les ouvrages élevés par nous serviront
» d'instruction aux Rois du Monde. »

ULUGH-BEYG.

...... *Fa-houm toueffoun; âmmâ techehed a'lay-houm hegârét âthâr-houm îlâ él-ou'mour él-âouâkher, qâylân : « qad saffou-nâ âydâ » él-chorefâ.* »

.... Ils ne sont plus; mais les pierres des monumens qu'ils ont élevés leur rendent témoignage; elles diront aux races futures : « jadis de nobles mains nous ont ici placées. »

ÈL-MARA'Y.

PRÉCIS HISTORIQUE

ET DESCRIPTIF

SUR LE MÔRISTÂN,

OU

LE GRAND HÔPITAL DES FOUS

DU KAIRE,

ET SUR LE FONDATEUR DE CET ÉTABLISSEMENT.

LE MÔRISTAN est un monument existant encore au Kaire, et qui atteste depuis plus de cinq siècles l'humanité et la bienfaisance religieuse de l'un des plus illustres princes de la première dynastie des Mamlouks, Turkomans d'origine, et connus sous le nom de *Baharites*.

Il ne sera donc pas déplacé de faire précéder le précis descriptif sur ce célèbre hôpital, de quelques lignes consacrées à la mémoire du royal fondateur de cet asile ouvert au malheur et à la débilité humaine.

Et je remarquerai ici, en passant, qu'une histoire complète de tous les monumens du Kaire serait en même temps l'histoire de presque tous les princes dont se composent les diverses dynasties qui ont régné sur l'Égypte depuis la conquête de cette contrée par les Arabes. En effet, les monumens si nombreux qui décorent cette grande capitale, élevés soit à la religion, soit à la bienfaisance, soit presque toujours à toutes deux réunies dans une seule fondation pieuse, comme mosquées, colléges, écoles, fontaines, abreuvoirs, ponts, hospices, hôpitaux, sont toujours désignés par le nom ou surnom de leur fondateur; et il est peu de princes, parmi ceux qui ont régné en Égypte, dont la domination ait été assez courte pour ne pas leur permettre d'élever, ou du moins de commencer, une des constructions de cette nature : ainsi, ces monumens conservent encore la mémoire des souverains auxquels on les doit, plus sûrement que leurs hauts faits déjà oubliés, et leur puissance depuis long-temps anéantie.

Il semblerait que ces nobles fondateurs aient été, comme par héritage, animés, les uns après les autres, des sentimens si bien exprimés dans les vers suivans, traduits de l'arabe, et cités dans ses Prolégomènes par *Ulugh-Beyg*, illustre comme monarque des Tartares, et petit-fils du célèbre *Tymour-Lenk* (Tamerlan), mais bien plus illustre encore comme protecteur des lettres et des sciences qu'il cultiva lui-même avec succès, et comme auteur des utiles *Tables astronomiques* qui ont fait passer son nom avec gloire jusqu'à nos jours :

« Les monumens élevés par nos mains,
» De nos noms, après nous, durable témoignage,
» Les feront vivre d'âge en âge,
» Comme un modèle offert aux futurs souverains [1]. »

Mais il semble aussi qu'en élevant par préférence des monumens, non de faste, mais d'utilité publique, les rois divers de ces dynasties, dont le pouvoir s'est successivement écroulé, aient dès-lors senti cette grande et sublime vérité : « Que les édifices les plus durables et les » plus indestructibles sont les bienfaits ; qu'eux » seuls peuvent élever, dans les cœurs des hommes, des monumens qui survivront aux vicissitudes des siècles ; que, commander despotiquement aux habitans d'un pays, c'est y régner » pendant quelques années ; mais que leur faire » du bien, c'est y régner pour toujours ; enfin, » que les rois bienfaiteurs de l'humanité furent, » dans tous les temps,

« Les seuls rois dont le peuple ait gardé la mémoire. »

Au reste, si les rois de l'Orient ont mis leur

[1] Voyez ci-dessus, page 6, la première épigraphe.

gloire à bâtir des hôpitaux, les personnages les plus considérables de l'islamisme ont regardé comme un honneur d'être chargés de l'intendance et de l'administration de ces établissemens de bienfaisance. Les cheykhs les plus recommandables des villes briguent le privilége de ces fonctions honorables, toujours gratuites et sans émolumens; ceux qui les ont exercées se glorifient du surnom d'*él-Môristâny;* que nous pouvons traduire par celui d'*hospitalier;* et plusieurs de ceux qui ont porté ce titre avec un noble orgueil, sont même plus connus par ce surnom que par leur nom propre.

Le mot *Môristân*, ou, suivant la prononciation littérale et savante, *Mâristân*, quoiqu'employé dans la langue arabe vulgaire, n'est point lui-même d'origine arabe; il est tiré de la langue persane, dans laquelle *Bymâristân*, dont *Mâristân* est l'abréviation, signifie une *maison de malades*, *un hôpital*, *un hospice*.

Plusieurs établissemens nosocomiques ont porté dans l'Orient les noms de *Mâristân*, de *Bymâristân* et de *Bymâr-Khânéh*, qui a le même sens que les deux mots précédens. J'ajouterai que les hôpitaux en général portent aussi chez les Arabes le nom de *Dâr-él-chafâ* (maison de santé), et chez les Turks celui de *Tymâr-*

Khânéh, qui a le même sens que celui de *Bymâristân* en persan. Le Môristân du Kaire est aussi désigné par le nom de *Dâr él-Khouthân* (maison des aliénés).

Parmi les hôpitaux les plus célèbres qui ont été désignés par le nom particulier de *Bymâristân*, on remarque surtout celui de la ville de Damas : il fut entièrement détruit par le terrible tremblement de terre qui renversa en l'an 599 de l'hégire [1] presque tous les édifices de cette ville, et étendit ses ravages dans la majeure partie de la Syrie. Le *Bymâristân* de Damas avait été fondé dans les premiers temps de l'islamisme, et avait été depuis surnommé *él-Noury*, à cause de son rétablissement dans le 12e siècle de notre ère par le célèbre *Nour-éd-dyn* [2], sultan de Damas et fils du grand Saladin [3]. On cite aussi le *Mâristân* de Djendysabour, à la tête duquel était le célèbre médecin *Gergys ébn-Bakht-*

[1] Cette année a commencé le vendredi 20 septembre de l'an 1202 de l'ère chrétienne.

[2] Ce prince est celui que nos écrivains des croisades appellent *Noradin*. Son nom entier, tel qu'il est rapporté par les écrivains orientaux, et inscrit sur ses monnaies, est *él-Melek él-Afdal, Nour-éd-dyn, Aly, ébn-él-Nâsser*.

[3] Le véritable nom de ce prince est *él-Melek él-Nâsser, Youssouf, ébn-Ayoub, Sâlah éd-dyn*.

Issoua [1]; ceux de Rayah et de Baghdad qui furent successivement confiés aux soins de l'illustre *él-Razy* (Rhazès).

Au Kaire, plusieurs hôpitaux furent aussi fondés, sous le nom de *Môristân*, dès les premiers siècles de la conquête des Musulmans; l'illustre *Ahmed ébn-Touloun*, fondateur de la dynastie puissante, mais éphémère, de Toulonides [2], avait consacré une partie de ses trésors à l'érection d'un Môristân et de plusieurs *Tokyéh* (hospices), avant que le Kaire lui-même ne fût fondé.

Mais de tous les monumens de ce genre, celui qui a toujours eu une plus grande célébrité, et qui a conservé jusqu'à nos jours l'emploi non interrompu de ses fondations pieuses, est celui du Kaire, qui se distingue surtout par l'appellation spéciale de *Môristân*, devenu son nom propre et particulier.

Il porte aussi le surnom d'*él-Nâssery*, du nom de son fondateur *él-Melek él-Nâsser*,

[1] *Bakht-Issoua* est le nom commun des trois célèbres médecins chrétiens, natifs de Syrie.

[2] J'ai écrit l'histoire de ce prince et de sa dynastie, et j'ai décrit les monumens qu'il a élevés, dans le grand ouvrage de la *Description de l'Égypte*, publié par ordre de l'empereur Napoléon.

Mohammed, ĕbn-Qalaoun; c'est de ce prince que je vais entretenir quelques instans le lecteur.

La puissante dynastie des Ayoubites, qui, sortie du Kurdistan [1], avait enlevé aux derniers khalifes Fattymites [2] la souveraineté de l'Égypte [3], avait cessé de régner sur cette belle contrée. Les héritiers du grand *Youssouf ĕbn-Ayoub* [4], divisés entre eux, se dépouillant sans pudeur les uns les autres, déchirant de leurs propres mains le sein de leur noble famille, avaient vu leurs divisions intestines et leurs guerres acharnées, morceler d'abord, puis enfin arracher de leurs mains épuisées cet héritage magnifique.

Une autre dynastie, sortie du rang de leurs esclaves, et que d'autres esclaves devaient détrôner à leur tour, avait osé s'asseoir à la place de ses maîtres sur le trône du Kaire; et le premier de ces usurpateurs, *Azz-ĕd-dyn-Ybek* [5], le Turkoman, chef des Mamlouks Baharites, avait

[1] *Ayoub*, père de Saladin, était Kurde de naissance.

[2] Ces Khalifes prétendaient descendre de *Fattymeh*, fille du Prophète.

[3] L'an 567 de l'hégire : cette année a commencé le 4 septembre de l'an 1171 de l'ère chrétienne.

[4] Saladin.

[5] Ce prince reçut aussi les surnoms d'*ĕl-Djâchenkyr* et d'*ĕl-Melek ĕl-Moëzz*.

porté l'audace, après avoir assassiné son souverain [1], dernier rejeton du sang de Saladin, d'appeler à partager son lit et son trône la complice de son attentat, *Chagret él-Dorr*, veuve de *Negm-éd-dyn* [2], et mère dénaturée du jeune et malheureux *él-Melek él-Moazzem Tourânchâh*, leur commune victime. Bientôt victime lui-même à son tour de cette complice féroce et déhontée, *Ybek* se vit, sept ans après[3], arracher l'empire et la vie par les ordres de celle qui lui avait commandé ses premiers crimes.

Mais il ne tarda pas à être aussi vengé, ou plutôt le meurtre *d'él-Melek él-Moazzem* fut expié par la punition successive des deux coupables; et la cruelle *Chagret él-Dorr* fut à peine assise sur ce trône où ses mains sacriléges lui avaient frayé une route sanglante, qu'elle tomba elle-même, au milieu de l'indignation publique qu'elle avait si bien méritée, sous les coups de ses propres Mamlouks. Ceux-ci proclamèrent roi un de leurs chefs *Qottouz* [4], sous le titre d'*él-Melek él-*

[1] L'an 648 de l'hégire, 1250 de l'ère chrétienne.

[2] *Él-Melek-él-Salèh, Negm éd-dyn, Ayoub*, septième sultan de la race des Ayoubites en Égypte, fils d'*él-Melek él-Kâmel*, et neveu de Saladin.

[3] L'an 655 de l'hégire, 1257 de l'ère chrétienne.

[4] L'an 657 de l'hégire, 1259 de l'ère chrétienne.

Mozzaffer Seyf éd-dyn, après avoir déposé le faible *él-Mansour Nour-éd-dyn Aly*, qui, âgé de quinze ans seulement, avait tenté de conserver l'héritage de son père *Ybek*.

Qottouz était d'une origine plus noble que celle de ses deux prédécesseurs : issu de race royale, il était fils de *Mawdoud-Chah*, neveu du souverain de Khowarezin. Ce prince commença son règne avec éclat ; il battit les Tartares jusqu'alors crus invincibles : cependant il ne régna qu'environ un an, et fut tué, l'an 658 de l'hégire [1], par des conspirateurs, à la tête desquels était *Beybars*, qui lui succéda.

Beybars, dont le nom est conservé au Kaire par plusieurs monumens importans [2], régna un peu plus de dix-sept ans sous le titre d'*él-Melek él-Daher Roukn'-éd-dyn* : il reçut, de plus, les surnoms d'*Abou-l-fetah* (Père de la victoire), et d'*él-Alây él-Bondoqdâry*, tirés, l'un de ses

[1] Cette année a commencé le jeudi 18 décembre de l'an 1259 de l'ère chrétienne.

[2] Entre autres monumens de ce prince, je citerai la belle mosquée changée par les Français en poste militaire nommé *le Fort Shulkowsky*, en mémoire du brave aide-de-camp du Général en chef, qui, victime de son courage, fut massacré par les révoltés du Kaire, le 30 vendémiaire an VII (21 octobre 1798).

triomphes militaires, l'autre de son premier état de servitude, car son premier maître avait été *Alâ-éd-dyn* [1] *Bondoqdar.*

Son fils *Mohammed Barkah-Khân* lui succéda [2], et prit le titre d'*él-Melek él-Sayd, Nâsser-éd-dyn, Abou-l-Maaly.*

Ce prince, déposé au bout de deux ans et quelques mois [3], laissa l'autorité royale entre les mains de son jeune frère *Salâmech*, âgé seulement de sept ans et de quelques mois.

Salâmech prit alors le surnom d'*él-Melek él-Adel Bedr-éd-dyn;* mais ses mains débiles ne purent conserver le sceptre que quatre mois environ, et la même année il s'en vit frustré par *Seyf-éd-dyn Qalâoun*, qui avait les trois surnoms d'*él-Sâlèhy*, d'*él-Negmy* et d'*él-Alfy.* Les deux premiers surnoms étaient tirés du nom de son maître, le Sultan Ayoubite *él-Sâlèh Negm-éd-dyn,* et le dernier du mot *âlf* (mille), parce qu'en effet il avait été vendu mille dynars. Le nouveau prince ajouta à ces surnoms ceux d'*él-Melek él-Mansour, Abou-l-Maaly.*

Qalâoun régna onze ans; il fut le père du

[1] Aladin.

[2] L'an 676 de l'hégire : cette année a commencé le 4 juin de l'an 1277 de l'ère chrétienne.

[3] L'an 678 de l'hégire, 1279 de l'ère chrétienne.

fondateur du Môristân, et la tige d'une longue suite de rois, dont la succession fut peu interrompue jusqu'au renversement de sa dynastie par celle des Mamlouks *Circassiens;* aussi les historiens orientaux lui ont-ils décerné le titre d'*Abou-l-Moulouk* (le Père des rois).

Mais il fut aussi lui-même la première cause du détrônement de sa postérité; car c'est lui qui créa ce corps militaire de douze mille esclaves Circassiens, dont la révolte fut ensuite si fatale à ses descendans.

Il s'était illustré en taillant en pièces les Tartares en Syrie, et en enlevant aux Francs[1] un grand nombre de villes et de forteresses, entre autres celle de Tripoli, réputée imprenable, et dont les chrétiens étaient maîtres depuis cent quatre-vingt-cinq années : il détruisit alors l'ancienne ville, et fonda la nouvelle qui existe maintenant.

Le fils aîné de *Qalâoun, Salah-éd-dyn-Khalyl* lui succéda[2] sous le titre d'*él-Melek él-Achraf.* Il s'illustra comme son père, par la prise d'*Akkah* (Saint-Jean-d'Acre), qu'il fit démolir; mais il ne régna qu'environ trois ans,

[1] Les Croisés.

[2] L'an 689 de l'hégire, 1290 de l'ère chrétienne.

et fut massacré par les Mamlouks et leur chef *Baydarâ*[1].

Celui-ci fut en vain proclamé par les conspirateurs roi d'Égypte sous le nom d'*él-Melek él-Qaher*[2]; il fut à son tour massacré le même jour par les Mamlouks eux-mêmes.

Nous sommes enfin arrivés au règne d'*él-Melek él-Nâsser*, *Mohammed*, second fils de *Qalâoun*; et le règne de ce fondateur du Môristân est, de tous ceux que nous présente l'histoire d'Égypte, le plus remarquable par les vicissitudes variées et les révolutions successives qui en agitèrent la longue durée.

Mohammed ébn-Qalâoun fut inauguré sur le trône d'Égypte sous le titre d'*él-Melek él-Nâsser*[3], l'an 693 de l'hégire[4]. Ce jeune prince n'avait alors que neuf ans, et il n'avait pas encore régné une année entière, que la faiblesse de son âge et l'abandon de ses partisans le firent descendre du trône, où à peine il venait de monter.

Le mois de Moharrem de l'an 694 de l'hé-

[1] L'an 693 de l'hégire : cette année a commencé le 2 décembre de l'an 1293 de l'ère chrétienne.

[2] Ce nom signifie *le Roi vainqueur*.

[3] *Le Roi victorieux*.

[4] 1294 de l'ère chrétienne.

gire [1] vit s'y installer à sa place *Ketboghâ*, surnommé *él-Mansoury*, parce qu'il avait été esclave d'*él-Mansour Qalâoun*. *Ketboghâ* prit les titres d'*él-Melek él-Adel*, *Zeyn-éd-dyn*; mais le règne de cet usurpateur ne dura que deux ans, et il fut dépossédé à son tour par *Lâgyn*, surnommé comme lui, et par la même raison, *él-Mansoury*. *Ketboghâ* s'enfuit en Syrie, et *Lâgyn*, maître du Kaire, se proclama lui-même roi d'Égypte, au mois de Moharrem de l'an 696 de l'hégire [2], sous le nom d'*él-Melek él-Mansour Hossam éd-dyn*.

Le règne de ce second usurpateur ne fut pas plus long que celui du premier. Deux ans après, le onzième jour du mois de Raby él-tâny de l'an 698 de l'hégire [3], *Lâgyn* fut massacré par ses Mamlouks, et le jeune *él-Melek él-Nâsser*, fils de *Qalâoun*, alors âgé d'environ quinze ans, rentra en possession de l'héritage paternel.

Cette fois il demeura sur le trône pendant dix ans entiers; mais l'an 708 de l'hégire [4], les Mamlouks, conspirant une seconde fois contre lui, mirent un d'entre eux à sa place.

[1] Cette année a commencé le 21 novembre de l'an 1294 de l'ère chrétienne.

[2] 1296 de l'ère chrétienne.

[3] 1298 de l'ère chrétienne.

[4] 1308 de l'ère chrétienne.

Ce troisième usurpateur de l'autorité royale en Égypte était *Beybars*, deuxième du nom, surnommé aussi *Djâchenkyr*, comme le fondateur de la dynastie des Mamlouks-Baharites. *Beybars* avait été esclave d'*él-Mansour* comme les deux précédens, et comme eux il était surnommé *él-Mansoury*; il prit, en montant sur le trône, le titre d'*él-Melek él-Mozzaffer*; mais il n'avait pas encore régné un an, qu'abandonné de ses partisans, il se vit contraint d'abdiquer lui-même, et de se remettre entre les mains d'*él-Melek él-Nâsser*, qui le fit étrangler, au mois de Chaoual, de l'an 709 de l'hégire [1].

Él-Melek él-Nâsser, Mohammed, ébn-Qalâoun, remonté sur son trône pour la troisième fois à l'âge de vingt-cinq ans, après seize années de révolutions si contraires, s'y maintint pendant trente-trois ans jusqu'à sa mort, qui arriva le jeudi 21 du mois de Dou-l-Hagéh, l'an 741 de l'hégire [2].

Él-Melek él-Nâsser était alors dans la cinquante-septième année de son âge, dont il avait régné environ quarante-cinq ans; règne le plus long de tous les souverains qui l'avaient précédé

[1] 1309 de l'ère chrétienne.

[2] Cette année a commencé le 27 juin de l'an 1340 de l'ère chrétienne.

sur le trône d'Égypte, et de tous ceux qui lui ont succédé.

Il laissa en mourant huit fils, qui tous devinrent rois d'Égypte, et montèrent successivement après lui, sur le trône qu'il leur avait laissé en héritage.

Pendant un si long règne *él-Melek él-Nâsser* consacra ses soins à l'érection de plusieurs monumens qui ornent encore la capitale de l'Égypte; mais le plus remarquable est cet hôpital célèbre du *Môristân*, qu'il enrichit de fondations libérales, et auquel il joignit deux mosquées, dans l'une desquelles il voulut qu'on plaçât son tombeau, qui s'y voit encore entre celui de son père et celui de son fils.

Le Môristan est construit non loin de la magnifique Mosquée de *Hassan*, dans le quartier appelé *Beyn él-Qasreyn* (entre les deux Châteaux), et qui conserve encore cette dénomination, quoique l'un des deux forts, dont il a tiré son nom, n'existe plus depuis long-temps: l'emplacement qu'occupe l'Hôpital est en face du beau Collége qu'avait fondé en l'an 662 de l'hégire [1] le Sultan *Beybars*, premier du nom

[1] 1263 de l'ère chrétienne.

et quatrième prince de la dynastie des Mamlouks Baharites dont j'ai parlé ci-dessus.

Suivant *él-Maqryzy*, ce terrain appartenait originairement à *Sitt él-Moulk*[1], fille du Khalyfe Fattymite *Azyz-b-illah*, et petite-fille du Khalyfe *Moëz le-dyn illah*.

Cette princesse avait déjà consacré cette propriété à une fondation pieuse et charitable, en y faisant élever une maison de retraite, où huit cents pauvres filles étaient logées et nourries.

L'hospice de *Sitt él-Moulk* était beaucoup déchu de son ancienne splendeur, et avait perdu presque tous ses revenus, par suite de l'extinction du Khalyfat en Égypte, et des guerres tant civiles qu'étrangères qui avaient ravagé ce royaume, lorsqu'*él-Melek él-Mansour Qalâoun*, père d'*él-Melek él-Nâsser*, jugea convenable de transporter dans une autre maison cet établissement, devenu trop inférieur au vaste local qu'il occupait : il établit alors dans les bâtimens d'où il transférait l'hospice un petit hôpital, une école publique, et un oratoire qui prit le nom de *Qoubbét él-Mansouryéh* (Coupole d'*él-Mansour*[2]).

[1] Ce nom signifie *la Dame du Royaume*.

[2] Voyez la vignette en face du frontispice.

Cette première création a fait regarder par quelques auteurs le Sultan *Qalâoun*, comme le véritable fondateur du Môristân; et en effet plusieurs écrivains ont donné à cet hôpital le nom d'*él-Mansoury*, formé du surnom que portait *Qalâoun*.

Ces premiers bâtimens furent commencés le 28 d mois de *Raby él-âouel*, l'an 682 de l'hégire [1]; les travaux furent dirigés par l'Émyr *Alem-éd-dyn Sangar él-Mougây*, et conduits avec une telle activité, qu'ils furent terminés en onze mois et quelques jours.

Les matériaux furent, en grande partie, tirés de la démolition de la forteresse de l'île de Raoudah, dont la destruction avait été ordonnée et commencée par le Sultan *Ybek*, premier prince de cette dynastie de Mamlouks, dont j'ai parlé ci-dessus.

Des revenus furent affectés aux dépenses de l'établissement, et l'acte de donation est daté du mardi vingt-troisième jour du mois de Safar de l'an 685 de l'hégire [2].

En mourant, *él-Melek él-Mansour Qalâoun*

[1] 1283 de l'ère chrétienne.

[2] Cette date correspond au mois de mars de l'an 1286 de l'ère vulgaire.

ordonna que sa sépulture fût placée dans l'oratoire qu'il avait fondé, et sous la coupole qui portait son nom.

Le règne de *Salah-éd-dyn Khalyl*, fils aîné et successeur immédiat de *Qalâoun*, fut trop court et trop occupé par la guerre étrangère, pour lui permettre d'ajouter aux fondations de son père; mais dès que le second fils de *Qalâoun*, *él-Melek él-Nâsser*, se vit affermi enfin sur le trône, dont il avait été deux fois forcé de descendre, il crut devoir témoigner sa reconnaissance envers la Providence, à laquelle il devait son rétablissement, non-seulement en multipliant ses fondations pieuses et d'utilité publique, mais encore en augmentant celles que la capitale de l'Égypte devait déjà à son père.

On le vit successivement employer le reste des matériaux de la forteresse de Raoudah à élever un palais de justice (*Dâr él-Adel*), une belle mosquée appelée de son nom *él-Nâsseryéh*, un pont, plusieurs fontaines, plusieurs colléges ou écoles publiques, et consacrer ses soins à l'agrandissement de l'hôpital qui avait été fondé par son père.

Cet agrandissement fut tel, que depuis cette époque *él-Melek él-Nâsser*, fils de *Qalâoun*, a été reconnu presque généralement pour le véritable fondateur du Môristân. C'est à lui en effet que cet établissement dut l'extension et la splendeur qui depuis l'ont rendu célèbre, et ce fut alors que l'hôpital prit le nom d'*él-Môristân él-Kebyr* (le Grand-Hôpital).

D'abord l'oratoire, construit par *Qalâoun*, fut agrandi et converti en une belle mosquée; une autre mosquée, non moins magnifique, fut construite en face de la première; les bâtimens de l'Hôpital devinrent plus considérables, et furent partagés en divers corps de logis, où chaque espèce de maladie avait son local particulier et son médecin spécial, choisi parmi ceux qui s'étaient illustrés par leur science et le nombre de leurs cures; une partie de l'édifice fut réservée pour les aliénés et pour ceux dont la folie n'était qu'intermittente : les deux sexes y furent soigneusement séparés; des cours vastes et quatre portiques, rendus sains et agréables par des eaux jaillissantes et par des canaux d'eau vive, furent destinés à l'usage des malades et des convalescens, auxquels tous les soins les plus minutieux étaient prodigués.

Des revenus considérables furent attachés à ce monument de charité et de bienfaisance, pour fournir abondamment aux dépenses journalières, aux émolumens des médecins, à l'achat des remèdes et aux secours distribués chaque jour aux pauvres de la ville; et pour se former une idée de la libéralité d'*él-Melek-él-Nâsser*, il suffit de savoir que la dépense de chaque malade était fixée à un dynâr par jour [1].

Le baume, que produit le territoire d'*Ayn-él-chems* (Héliopolis), fut réservé pour le Môristân, et servait au traitement des malades affectés de rhumatismes.

Parmi les dépenses de l'établissement, une somme était allouée à des troupes de musiciens qui, chaque jour, venaient par leurs chants et le son de leurs instrumens, distraire les malades de leurs souffrances, et ranimer d'émotions agréables les sens flétris et inertes des valétudinaires ou des convalescens.

Enfin la recherche des attentions, dont étaient entourés les malades, était telle, que, par un usage qui s'est conservé jusqu'à présent dans les seules mosquées du Môristân, on y annonçait la première prière [2] deux heures plus tôt que dans toutes les autres mosquées du Kaire, afin que les malades, tourmentés par

[1] De 12 à 15 fr. de notre monnaie.

[2] La prière de l'aurore.

les insomnies, pussent se flatter plus tôt du retour de l'aurore qu'attendait leur impatience.

Cet usage, encore en vigueur, est presque le seul reste de la magnificence de l'ancien Hôpital; les revenus, quoique encore considérables, ont subi de grandes diminutions par les révolutions successives, peut-être aussi par la mauvaise administration : car je dois avouer ici que l'opinion vulgaire accusait, peut-être à tort, au Kaire, les administrateurs du Môristân de n'avoir pas tous eu une intégrité scrupuleuse, et d'avoir détourné, au profit de leur luxe et de leur opulence, les riches fondations et les legs multipliés chaque jour, qui étaient destinés à être le patrimoine des pauvres, des malades et des infirmes.

Au reste, il est juste de remarquer que ces reproches attaquaient principalement, non les Cheykhs, administrateurs légaux du Môristân, mais les agens financiers que les décisions arbitraires des Mamlouks avaient fait admettre dans cette administration paternelle.

Pour faire connaître l'état actuel du Môristan, je crois ne pouvoir mieux faire que d'emprunter le tableau si intéressant que Desgenettes, Médecin en chef de l'armée d'Égypte, a tracé de ce réceptacle des misères humaines.

Le Général en chef, devenu maître du Kaire, avait porté aussitôt ses regards sur l'utile établissement du Môristân : il voulut en améliorer le régime et en étendre les ressources. Le Médecin en chef de l'armée, dont le nom a acquis à tant de titres une célébrité plus qu'européenne, et dont la constante amitié pourrait m'être un juste sujet d'orgueil, reçut la mission de visiter le Môristân, dès le commencement de la première année de notre séjour en Égypte.

Le compte-rendu des détails de cette visite, et des observations qu'elle fit naître, est consigné dans le Rapport circonstancié que Desgenettes présenta au Général en chef le 6 frimaire an VII [1], et qu'il lut le soir du même jour à la séance de l'Institut du Kaire.

Je me permettrai d'en détacher les détails suivans, pour les offrir ici à mes lecteurs :

« ...... Je me suis transporté aujourd'hui
» chez le Cheykh *Abdallah él-Cherqaouy* [2],
» qui m'a conduit lui-même au *Môristân*, où

[1] 27 octobre 1798.

[2] Voyez, à la fin de ce Précis, le cachet du Cheykh *él-Cherqaouy*.

» je suis probablement le premier chrétien qui
» ait pénétré.

» Qnand nous sommes entrés, j'ai vu se mê-
» ler aux témoignages de respect que ce vieil-
» lard est habitué à recevoir, un sentiment
» d'inquiétude qu'excitait peut-être ma pré-
» sence.

» On a étendu sous le portique un tapis, sur
» lequel le Cheykh s'est assis : il a parlé, et j'ai
» compris qu'il expliquait l'objet de ma mis-
» sion, et donnait les ordres nécessaires pour
» m'aider à la remplir.

« Le Môristân est un vaste local, assez mal
» situé dans le quartier de la Grande Mosquée,
» composé de huit pièces principales, suscep-
» tibles de recevoir commodément cent ma-
» lades. »

« Quatre pièces sont destinées aux hommes,
» et quatre aux femmes : la cuisine est com-
» mune. »

« J'ai compté vingt-cinq lits en bois, recou-
» vert d'un mauvais matelas, et plus souvent
» d'une simple natte. »

« Il y a cinquante lits bâtis en pierre, for-
» mant une dalle percée, à la manière de leurs
» latrines, et pour le même usage. »

» ..... J'ai trouvé vingt-sept malades et

» quatorze insensés, ce qui fait quarante et » une personnes : le mouvement varie ; il est » rarement au-dessous de ce nombre, malgré » l'état de misère où cet établissement, riche- » ment doté, a été plongé par l'insatiable cupi- » dité des agens de l'ancien gouvernement. »

» Parmi les malades, j'en ai trouvé quel- » ques-uns d'aveugles, un plus grand nombre » attaqué de cancers qui, dans leur dévelop- » pement, ont fait disparaître le nez, et mis » à découvert d'une manière hideuse les fosses » nasales et l'arrière-bouche : d'autres languis- » sent de maladies chroniques abandonnées à » leurs progrès : une femme seule, qui allaite » un enfant, poussait des cris aigus, que lui » arrachait une inflammation vive et récente. »

« Tous n'ont d'autres secours qu'une dis- » tribution peu régulière d'alimens, consistant » en pain, en riz, et en purée de lentilles : ils » ne paraissent pas soupçonner qu'ils puissent » être soulagés par aucuns secours physiques, » et ils attendent avec résignation les arrêts » du destin. »

« On m'a conduit dans deux petites cours » séparées par des murs élevés, contenant » chacune dix-huit loges, pour autant d'hommes » et autant de femmes insensés ; il y avait sept » hommes et sept femmes. »

« Les hommes m'ont paru froids et mélan-
» coliques : la plupart sont âgés ; un jeune
» homme seul est entré en fureur ; il rugissait
» comme un lion, et, par une transition
» presque sans nuance, il est rentré dans le
» calme, et un souris stupide est venu se placer
» sur ses lèvres. »

« Les loges des femmes ne sont pas toutes
» grillées : quelques femmes, quoique toutes
» enchaînées, ne sont pas, comme les hommes,
» fixées aux murs de leurs loges. »

« Une d'elles, dans un âge déjà assez avancé,
» est venue au-devant de moi, jusqu'au milieu
» de la cour, en pleurant, et en demandant
» l'aumône. Les autres se sont voilées, et je
» n'ai pu saisir aucuns de leurs traits. »

« Ceux qui m'avaient accompagné partout,
» se sont arrêtés à la porte de cette enceinte,
» et deux femmes, qui en gardaient la porte
» intérieure, se sont constamment tenues voi-
» lées, et la figure tournée du côté du mur,
» pendant ma visite. »

« Mais une fille, jeune et belle, qui était
» accroupie, le visage et le reste du corps
» presque nus, a témoigné beaucoup de joie en
» me voyant entrer ; elle m'a salué à plusieurs
» reprises, en inclinant la tête et croisant sur

» son sein ses mains chargées de chaines. Elle » parlait avec une extrême vivacité ; mais je » n'ai compris que le mot *Signor!* souvent » répété, et qui est étranger à sa langue. »

« J'ai un soupçon vague qu'elle n'est pas » *insensée*, et qu'ici, comme ailleurs, l'injus- » tice des hommes a souvent plongé des êtres » raisonnables dans ces lieux de désespoir... »

(Les soupçons du médecin aussi humain que sagace observateur étaient très-fondés; et nous avons appris depuis que cette jeune infortunée a été mise en liberté; mais les auteurs de son emprisonnement n'ont pas été punis).

» . . . . . Après avoir tout visité avec le » plus grand soin, j'ai été rejoindre le Cheykh » qui m'attendait dans la Mosquée qui fait partie » du Môristân, et où je l'ai trouvé priant, de- » vant le magnifique tombeau du Sultan ÉL-ME- » LEK ÉL-NASSER, MOHAMMED, ÉBN-QALAOUN, » qui consacra cet établissement au malheur. »

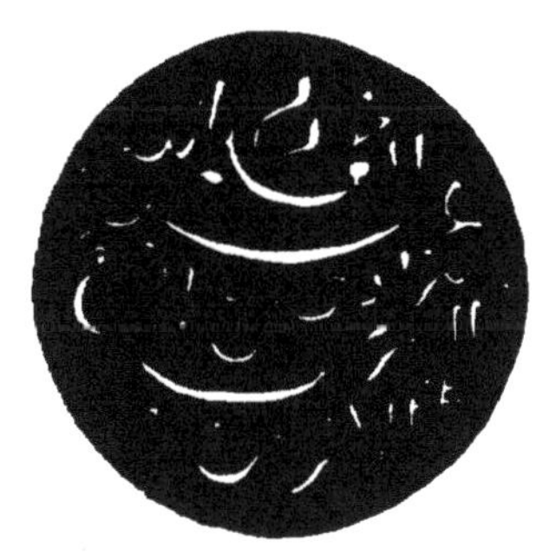

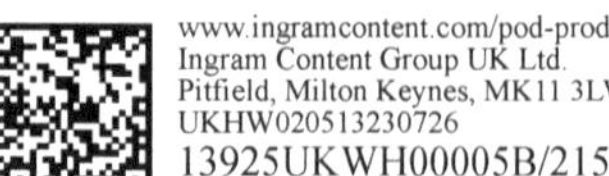
www.ingramcontent.com/pod-product-compliance
Ingram Content Group UK Ltd.
Pitfield, Milton Keynes, MK11 3LW, UK
UKHW020513230726
13925UKWH00005B/2151